RECHERCHES

SUR LE

MYTILUS EDULIS

SA COMPOSITION CHIMIQUE,
SES PROPRIÉTÉS THÉRAPEUTIQUES ET SON EMPLOI
DANS CERTAINES AFFECTIONS SUBAIGUES ET CHRONIQUES DES
VOIES RESPIRATOIRES,
DANS LES MALADIES LYMPHATIQUES ET SCROFULEUSES, ETC.

Par L. FOUCHER,

Pharmacien a Orleans.

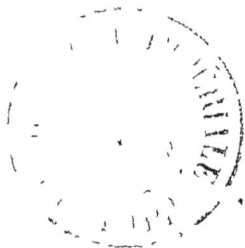

————— ◦◦◦◦◦ —————

PARIS

IMPRIMERIE DE A. GUYOT ET SCRIBE,
RUE NEUVE-DES-MATHURINS, 18.
—
1857

RECHERCHES

MYTILUS EDULIS

SA COMPOSITION CHIMIQUE,

SES PROPRIÉTÉS THÉRAPEUTIQUES ET SON EMPLOI

DANS CERTAINES AFFECTIONS SUBAIGUES ET CHRONIQUES DES

VOIES RESPIRATOIRES,

DANS LES MALADIES LYMPHATIQUES ET SCROFULEUSES, ETC.

Il n'est presque pas d'année pendant laquelle on ne voie se produire un nombre plus ou moins grand de préparations pharmaceutiques nouvelles. Elles peuvent se ranger en trois classes : 1° Les unes ne sont que des formes nouvelles données à des médicaments déjà connus et employés depuis longtemps, formes ayant pour but d'en faciliter l'administration, d'en déguiser la saveur désagréable : 2° Une seconde section comprend les préparations mises en usage dans un autre but, dans les arts ou dans l'industrie, par exemple, et dans lesquelles on a reconnu des propriétés thérapeutiques que l'on n'y avait pas encore soupçonnées ; 3° Dans la troisième enfin, prennent place des substances médicamenteuses inconnues jusque là.

L'introduction dans la science des médicaments des deux dernières classes que nous venons de signaler, est le plus souvent due au hasard. Cependant il arrive aussi quelquefois que la découverte d'un remède efficace ayant été faite de cette manière, les analogies que l'observation et l'analyse font découvrir dans d'autres substances conduisent à la conquête de médicaments nouveaux doués de propriétés sinon identiques, du moins presque semblables.

C'est un raisonnement de ce genre, suivi d'analyses multipliées, qui m'a fait concevoir l'espérance de parvenir à remplacer, dans certaines circonstances, l'huile de foie de morue par une préparation qui renfermerait la plus grande partie des principes actifs et essentiels qu'elle contient. Certes, je n'avais pas la prétention d'obtenir un médicament dont la composition fût absolument et exactement la même que celle de cette huile ; mais je pensai que ce serait rendre un véritable service à beaucoup de malades, que de substituer un remède agréable à un liquide qui, pour être supporté assez facilement par nombre de personnes, surtout dans les premiers âges de la vie, n'en est pas moins désagréable à la plupart de ceux qui en font usage, au point de vue de l'odeur et de la saveur, et véritablement nauséeux.

On verra plus loin que c'est aux préparations dont le *mytilus edulis* forme la base que je me suis arrêté, en raison des analogies de composition que j'ai constatées par l'expérimentation chimique, et que faisaient du reste prévoir plusieurs circonstances, telles que la composition de la chair des coquillages de mer, si rapprochée de la chair des poissons, le milieu (l'eau de mer), dans lequel ils vivent tous les deux, l'identité des substances qui leur servent de nourriture, etc.

Qu'est-ce qui agit dans l'huile de foie de morue ? Les hommes les plus recommandables se sont trouvés souvent partagés sur cette question. Les uns ont prétendu que c'était l'iode exclusivement.

Certes, nous ne doutons pas que ce métalloïde ne joue un grand rôle dans l'action médicatrice de l'huile de foie de morue ; mais l'inefficacité bien reconnue aujourd'hui des huiles iodées artificielles n'est-elle pas une des meilleures preuves que là n'est pas toute sa puissance ? Le phosphore, quelques acides inorganiques, plusieurs sels métalliques contribuent évidemment à son efficacité dans certaines maladies. Et enfin, ne devons-nous pas tenir compte de ces matières organiques qui entrent pour une si grande part dans la composition de l'huile de foie de morue, et que nous retrouvons en énorme quantité (plus de moitié) dans la composition des principes solides des préparations mytiliques ?

Je n'insisterai pas davantage sur ces considérations. Mon rôle était celui du chimiste et du pharmacien. Il eût été téméraire à moi de chercher à empiéter sur le domaine de la médecine, et d'ailleurs j'avoue mon incompétence. Je me suis donc adressé à ceux qui exercent l'art de guérir ; j'ai prié les médecins les plus recommandables d'Orléans de se livrer à quelques expériences, tant dans les hôpitaux que dans la pratique civile. Les résultats obtenus par eux ayant paru favorables, j'ai osé aborder une plus grande épreuve, et j'ai soumis mes préparations à plusieurs médecins distingués des hôpitaux de Paris, à des hommes justement en possession d'une réputation méritée.

Enfin, riche de leurs observations, enhardi par leurs encouragements, j'ai présenté à l'Académie Impériale de Médecine un mémoire dont a bien voulu se charger de rendre compte M. Blache ; nous nous contenterons de reproduire textuellement la plus grande partie du Rapport de cet éminent praticien.

RAPPORT

LU A L'ACADÉMIE IMPÉRIALE DE MÉDECINE,

Le 7 Avril 1857,

PAR M. BLACHE,

Médecin de l'Hôpital des Enfants, membre de l'Académie Impériale de Médecine,
Officier de la Légion-d'Honneur,
Médecin consultant de la Maison Impériale de Saint-Denis, etc., etc.

Au nom d'une Commission composée de MM. Bouillaud, Félix Boudet
et Blache, *rapporteur.*

MESSIEURS,

Nommé par l'Académie, conjointement avec MM. Bouillaud et
Boudet, pour examiner un travail de M. L. Foucher, intitulé :
*Recherches sur le Mytilus edulis et de son emploi dans les affec-
tions respiratoires, pulmonaires*, etc., je vais avoir l'honneur de
vous faire connaître le résultat de l'examen consciencieux que nous
en avons fait.

M. Foucher, pharmacien à Orléans, commence son mémoire par
des considérations générales, aussi savantes que judicieuses, sur les
progrès dont la matière médicale et la thérapeutique sont redevables
à cette chimie organique qui, depuis un demi siècle, s'est illustrée
par tant de découvertes plus ou moins importantes.

Il insiste particulièrement sur les analyses au moyen desquelles
on est parvenu à connaître les divers éléments constituants des médicaments composés, à *isoler* les principes auxquels ces médicaments empruntent réellement leur action ou vertu thérapeutique,
action démontrée par les expériences pratiquées sur les animaux à
la fois et sur l'homme. Parmi les principes ainsi isolés, qu'il nous
suffise de rappeler les alcalis du quinquina (quinine et cinchonine),
ceux de l'opium (morphine, codéine, narcotine), ceux des strychnées
(strychnine et brucine), plus récemment la digitaline, etc., etc.

Les avantages qui résultent de l'emploi des principes *actifs*
qui entrent dans la composition de substances médicamenteuses plus
ou moins compliquées, sont trop connus pour qu'il soit nécessaire

de les signaler ici. Ce n'est pas à dire pour cela qu'il faille absolument abandonner l'emploi des médicaments de cette dernière espèce.

Mais il s'en faut bien qu'on soit encore parvenu, comme le dit très-bien M. Foucher, à *isoler* dans tous les médicaments composés le principe *actif*, qui s'y trouve combiné avec un plus ou moins grand nombre d'éléments *inertes*, ou dépourvus de toute action thérapeutique notable. Cette réflexion s'applique particulièrement aux médicaments composés du régime animal.

Parmi ces médicaments, M. Foucher cite particulièrement l'huile de foie de morue, dont l'emploi est si répandu depuis déjà plusieurs années.

Il y a trois ans environ que M. Foucher, s'occupant beaucoup de l'analyse des substances médicamenteuses organiques en général et de l'huile de foie de morue en particulier, avait conçu la flatteuse espérance, qu'en faisant usage de nouveaux procédés, *il remonterait à la cause première* de leur activité, et qu'il pourrait isoler, par exemple, de l'huile de foie de morue, de la décoction de limaçons, ce *nescio quid*, qui les rend, dit-il, si précieuses à la médecine. Mais il avoue avec modestie qu'il s'aperçut bientôt qu'il lui fallait renoncer à l'espoir de réaliser ses prétentions.

Toutefois, ces recherches persévérantes, ces analyses multipliées, pour n'avoir pas conduit l'auteur au but qu'il s'était proposé, ne furent pas complètement perdues pour lui et pour la science. En comparant entre eux les résultats de plusieurs analyses de diverses substances organiques, il reconnut que quelques unes offraient de grandes analogies de composition, que beaucoup de principes élémentaires s'y rencontraient dans des proportions souvent approximativement, quelquefois totalement les mêmes.

Dès lors il était en droit de conclure que leurs propriétés nutritives ou médicamenteuses ne devaient pas différer essentiellement, et que l'une pourrait en quelque sorte devenir la *succédanée* de l'autre. Des expériences instituées avec prudence et sagesse ne tardèrent pas à justifier cette conclusion. Elles furent confiées à des praticiens qui voulurent bien prêter leur concours à M. Foucher.

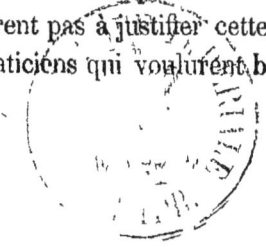

Ces expériences portèrent sur la décoction de certains coquillages de mer, dans lesquels il avait constaté la présence des mêmes principes minéralisateurs et autres que ceux contenus dans des produits reconnus pour exercer une salutaire influence chez les sujets affectés de *bronchites chroniques, de catarrhes pulmonaires, ou chez des individus à chairs molles et blanches, atteints d'affections lymphatiques.*

Le décocté qui offrit à M. Foucher, ces principes en plus grande abondance fut celui qu'il obtint du *mytilus edulis*, coquillage si commun sur les côtes de France, et dont il se fait une grande consommation pour l'alimentation des populations riveraines, et de populations plus éloignées auxquelles cet aliment un peu *vulgaire* est expédié.

Avant d'aller plus loin, M. Foucher s'empresse de faire justice d'une objection qui, dit-il, devait lui être adressée, et lui fut adressée en effet, *à priori*, par plusieurs médecins, savoir : que la moule produit quelquefois certains accidents, dont le mieux connu est une urticaire plus ou moins prononcée. Après avoir rappelé que M. Guibourt (*Histoire naturelle des drogues simples*) a fait remarquer que de tels accidents ne se manifestent guère que pendant les mois de mai à septembre, notre auteur annonce que, *par excès de prudence et pour faire disparaître toute espèce de crainte*, il résolut de n'employer que les moules pêchées pendant les mois d'hiver, et il ajoute que : « depuis plus de deux ans que la préparation dont les moules font la base, est expérimentée dans la ville et les hôpitaux d'Orléans et de Paris, les accidents dont il s'agit ne se sont pas produits une seule fois. »

Après ces considérations préliminaires, M. Foucher présente une analyse approfondie de la décoction animale qui fait la base de son sirop.

Les acides azotique et acétique, le sulfate d'alumine, le bichlorure de mercure, le sulfate de sesquioxide de fer, le sulfate de cuivre, le tannin, la potasse, l'ammoniaque, telles sont les substances qu'il a mises en contact avec la décoction dont il s'agit.

L'auteur s'est ensuite occupé 1° de la détermination quantitative de la matière organique et des cendres obtenues par les divers réactifs indiqués; 2° de l'analyse qualitative et quantitative des substances minérales contenues dans la décoction mytilique.

Il résulte de ces laborieuses et remarquables recherches que 1000 grammes de la décoction dont il s'agit, contiennent :

Eau.	929 50
Matières organiques.	55 27
Sels solubles.	12 55
— insolubles	2 68
	1000 »

Quant aux matières minérales contenues dans 1000 grammes de décoction de ce coquillage, elles sont composées ainsi qu'il suit :

Iode	0,0096
Acide silicique.	0,4000
Chlore.	8,2420
Acide phosphorique	0,2206
— sulfurique	1,0825
Chaux.	0,8523
Sodium.	4,4932
Potassium.	0,1850
	gram.
	15,4862

M. Foucher termine cette partie de son travail, en déclarant qu'il est très-difficile d'affirmer à quel état se trouve l'iode, et s'il est en combinaison avec un métal ou avec la matière organique; mais, ajoute-t-il, ce point est, du reste, peu important en lui-même, les observations médicales pouvant seules fixer la valeur thérapeutique du médicament dont il vient de faire l'histoire chimique.

Dans ce but, M. Foucher a fait appel au concours d'un grand nombre de médecins pour soumettre au contrôle de l'expérience les heureux résultats que la théorie pouvait faire espérer de la composition du sirop Mytilique. La seconde partie de son mémoire est exclusivement consacrée à la relation des observations nombreuses et détaillées qu'il a pu réunir. Il n'y en a pas moins de cinquante-huit; elles sont toutes relatives à des affections des organes respiratoires où la toux joue le principal rôle, et peuvent se classer de la façon suivante :

Bronchites aigües ou subaigües........ 23
Bronchites chroniques................. 13
Phthisies douteuses ou confirmées..... .. 18
Laryngites ou laryngo-bronchites........ 3
Coqueluches........ 4
                                      ———
                                       61

Cinq de ces faits ont été recueillis dans le service de M. le docteur HILLAIRET, à l'hospice des Incurables (hommes); les autres sont dus à onze médecins de province, parmi lesquels plusieurs praticiens distingués de la ville d'Orléans.

Tous ces observateurs s'accordent à reconnaître qu'une amélioration manifeste a suivi de très-près l'administration du sirop, particulièrement dans les catarrhes chroniques ou subaigus. Cette amélioration était caractérisée par la diminution dans la fréquence et dans l'intensité des quintes, par une respiration plus facile, la disparition ou une rareté plus grande des accès de suffocation, et enfin par une expectoration moins abondante et moins pénible. Dans les cas de tuberculisation pulmonaire, le sirop paraît également avoir exercé une influence favorable, mais plus limitée; c'est spécialement par la diminution de la toux que ces heureux effets se sont manifestés. Quant à la marche de la maladie principale, elle n'a généralement pas été modifiée, comme on devait s'y attendre.

M. Foucher, du reste, n'a pas la prétention d'avoir découvert un spécifique contre la phthisie; il s'estimerait heureux seulement si sa nouvelle préparation pouvait amener dans le cours d'une aussi fatale maladie une amélioration, si courte qu'elle fût, et si elle combattait avec succès un de ses symptômes les plus fatigants.

M. Hillairet n'est pas le seul médecin des hôpitaux de Paris, à

qui M. Foucher ait eu recours pour expérimenter son sirop Mytilique.

M. Nonat, alors à la Pitié, l'a administré à trente-cinq malades
de son service, et dans une lettre qui est reproduite à la fin du
mémoire, il consigne les résultats de cette administration envisagés
d'une manière générale, sans entrer dans le détail des observations.
Sur ces 35 malades, 19 étaient affectés de bronchite simple, 2 d'em-
physème, et 14 de phthisie pulmonaire. Ses conclusions sont : « Que
« le sirop Mytilique peut être administré avec avantage dans la
« bronchite simple, et qu'il peut aussi rendre quelques services
« dans le traitement de la phthisie pulmonaire, en vue principa-
« lement de calmer la toux. »

Dans tous ces faits, le sirop Mytilique n'a été employé que dans
des affections des voies respiratoires ; M. Foucher exprime, à la fin
de son mémoire l'espérance que ce médicament pourra également
être administré avec succès dans les affections scrofuleuses et lymphatiques, mais il n'a pas encore réuni un assez grand nombre
d'observations de ce genre pour les soumettre au jugement de l'A-
cadémie.

Depuis la présentation de son mémoire, M. Foucher a recueilli
de M. le docteur Hutin, chirurgien en chef des Invalides, les témoignages les plus flatteurs sur l'efficacité de son sirop dans les affections catarrhales.

Les règlements militaires n'ont pas permis à notre confrère de le
faire prendre aux malades de l'infirmerie des Invalides ; mais c'est
dans sa pratique particulière, et de plus sur lui-même et sur sa pe-
tite-fille, dans des bronchites, qu'il a pu juger des heureux effets
de ce médicament. Il a constaté qu'il calmait la toux et en éloi-
gnait les accès dans les cas aigus. Il l'a administré avec le même
succès à quelques personnes de sa clientèle particulière, atteintes
de vieux catarrhe, et a reconnu qu'il facilitait l'expectoration et
procurait un repos inespéré.

J'arrive enfin aux expériences personnelles que j'ai dirigées pendant cinq mois à l'hôpital des Enfants.

Nous avons administré le sirop Mytilique à un grand nombre d'enfants de divers âges dans les salles St-Jean et St-Paul ; nous-mêmes l'avons goûté à plusieurs reprises, et voici ce qu'on en peut dire : Sa saveur est assez agréable ; les adultes doivent la prendre sans dégoût. Seulement, ce sirop, fait avec des moules et contenant par conséquent beaucoup de matière organique, a l'inconvénient de fermenter avec une grande facilité, mais M. Foucher pense qu'il est aisé de remédier à cet inconvénient par des procédés particuliers de fabrication (1).

Nous donnions d'abord deux cuillerées de sirop par jour ; M. Foucher nous a fait observer que cette dose n'était pas suffisante ; aussi depuis nous en avons fait prendre de 6 à 8 cuillerées.

Chez plusieurs petits malades, la toux a été calmée très-notable-ment ; ainsi le n° 17, de St-Jean, tuberculeux, mort depuis, enfant raisonnable qui rendait très-bien compte de ses impressions, assu-rait que sa toux était moins fréquente.

Le n° 21, atteint de fièvre typhoïde, dont la convalescence a été ralentie par une bronchite, disait aussi qu'il s'en trouvait fort bien.

Le n° 9, de la salle St-Paul, petit enfant de 2 ans, a été mieux pendant quelque temps, et sa toux a diminué ; mais elle n'a pas tardé à redevenir très-fréquente, quoiqu'il ait continué à prendre du sirop.

Les n°° 22 et 24 de la salle St-Jean, affectés, l'un de fièvre ty-phoïde, l'autre de purpura avec bronchite, en ont pris pendant quel-ques jours et s'en sont bien trouvés.

Le n° 3 de St-Jean n'a jamais vu sa toux diminuer ; mais il est vrai que chez lui les désordres pulmonaires étaient fort graves.

En résumé, chez la plupart de nos jeunes malades, il y a eu amé-

---

(1) Depuis que ce rapport a été fait, des procédés nouveaux m'ont permis d'obtenir le *sirop Mytilique* sous forme d'un liquide transpa-rent, limpide, du plus beau rouge, d'un goût agréable, tout à fait ana-logue au sirop de groseilles. Je suis parvenu à prévenir complètement la fermentation, et j'en conserve depuis plus de *six mois* des bouteilles qui n'ont pas subi la moindre altération.

lioration, diminution de la toux pendant l'administration du sirop Mytilique.

J'ajouterai que j'ai fait prendre le sirop Mytilique à un certain nombre d'enfants atteints de coqueluche, et que sans guérir la maladie (comme dans les quatre observations rapportées par M. Foucher), il a presque toujours eu pour effet appréciable de diminuer l'intensité et la fréquence des quintes.

Des expériences analogues, quoique moins suivies, ont été faites à l'hôpital des Enfants, dans les salles de nos collègues, MM. Bouneau, Bouvier et Gillette, et tous sont arrivés à des résultats semblables à ceux que je viens de rapporter.

Après avoir exposé les résultats de l'analyse chimique appliquée au bouillon de moule, qui fait la base du sirop Mytilique, et les observations nombreuses qui ont été recueillies par plusieurs praticiens habiles sur les effets thérapeutiques de ce sirop, il nous reste à faire connaître à l'Académie notre opinion sur la valeur de ce nouveau médicament.

Et d'abord, si nous considérons les diverses substances qui se trouvent en dissolution dans le bouillon mytilique, nous remarquerons qu'il est chargé d'une proportion considérable de matières organiques et minérales. Le compare-t-on en effet au bouillon de viande ordinaire, on trouve que celui-ci, d'après M. Chevreul, ne contient, sur mille parties, que 13 environ de substances organiques et 3 parties de substances minérales, tandis que le bouillon mytilique a fourni cinquante-cinq parties des premières et quinze des dernières, c'est-à-dire des proportions quatre ou cinq fois plus considérables.

Cette grande quantité de matières organiques dont le bouillon mytilique est chargé, offre-t-elle un avantage réel ? C'est une question sur laquelle il ne nous est pas encore permis de nous prononcer.

De ces considérations, on peut inférer que ce sirop offre quelque analogie avec les sirops à base organique, qu'il agit à leur manière, comme adoucissant et légèrement sédatif, dans les affections des organes respiratoires où la toux joue le principal rôle, qu'il peut dans certains cas, leur être substitué, ou être employé concurremment avec eux, et qu'à ce point de vue il y a lieu de l'indiquer aux praticiens.

En résumé, la Commission a l'honneur de proposer à l'Académie d'engager M. Foucher à continuer ses recherches sur la matière organique contenue dans le sirop Mytilique, et de le, remercier de sa communication.

Nous n'ajouterons rien à ce rapport dû à l'un des praticiens les plus éminents de Paris, à l'un de ces hommes qu'une longue expérience, une observation de plus de trente années dans la ville et dans les hôpitaux, un profond savoir ont placé au premier rang dans leur art, et qui jouissent aujourd'hui d'une réputation justement méritée. Le suffrage de M. Blache est un de ceux qui pouvaient nous inspirer le plus légitime orgueil, et que nous avons été heureux de mériter après celui des honorables médecins qui ont bien voulu se charger des premières expériences sur nos préparations.

Il reste donc aujourd'hui bien prouvé par tous ces témoignages, que les médicaments à base mytilique jouissent de propriétés incontestables dans le plus grand nombre des cas où ils ont été appliqués, et que nous n'avions pas trop présumé de notre découverte, lorsque nous disions en terminant notre mémoire : « Nous espérons avoir ajouté à la thérapeutique une préparation agréable, peu compliquée, riche en principes médicamenteux, minéraux et organiques, de nature à déterminer la guérison dans certaines affections subaiguës, ou chroniques, aiguës même quelquefois des organes respiratoires en particulier. Quant à la phthisie pulmonaire, nous serions heureux si cette nouvelle préparation pouvait amener dans son cours une amélioration, si courte qu'elle fût. On trouvera dans les faits qui précèdent, quelques observations recueillies sur des sujets atteints de phthisie confirmée, dont elle paraît, au dire des médecins qui l'ont mise en usage, avoir calmé les souffrances, et peut-être prolongé sensiblement l'existence.

On conçoit qu'en face d'une si terrible maladie, nous ne voulions pas formuler des espérances plus ambitieuses ; mais si, entre les mains de Laënnec, les émanations des fucus et des varechs ont rendu stationnaire la maladie à laquelle nous faisons allusion ; si sous l'influence de l'usage de l'huile de foie de morue, des phthisies se sont améliorées, si même quelquefois on a pu croire à une guérison, qu'y aurait-il donc d'étonnant à ce qu'un médicament, composé de principes qui se retrouvent dans tous les corps organisés qui vivent dans la mer et en tirent les éléments de leur nutrition, jouît des mêmes propriétés et amenât les mêmes résultats, sans offrir les mêmes difficultés dans son administration, la même odeur nauséabonde, le même aspect répugnant, la saveur huileuse et douceâtre.

Au moment où nous terminions notre premier mémoire, nous avions prié plusieurs médecins distingués de Paris et de la province, MM. Guersaht, Bouvier, Bouneau, Hillairet, etc., de constater une autre propriété que nous soupçonnions aux médicaments mytiliques, d'après les analogies de composition.

Dans les affections, confondues sous les noms divers de strumeuses, scrofuleuses, lymphatiques, (*humeurs froides*), l'efficacité n'est plus douteuse des préparations dans lesquelles entrent en combinaison divers éléments ou corps simples, l'iode, entre autres, le phosphore, etc. Nous l'avons déjà dit plus haut, nous sommes de ceux qui croient, avec les médecins les plus recommandables, que les matières animales et extractives qui forment la base de ces préparations, ne sont pas sans jouer un très-grand rôle dans la guérison des maladies que nous venons de mentionner. Il était intéressant et en même temps utile de voir si le sirop mytilique, dans la composition duquel entrent les mêmes principes, tant inorganiques qu'organiques, jouirait des mêmes avantages. Trois années d'expérience ont déjà apporté quelque lumière sur ce point, et il est désormais bien démontré que, pris à doses suffisantes, le sirop mytilique agit profondément sur la constitution, fortifie les tempéraments et imprime de salutaires modifications à l'économie altérée ou par l'insuffisance des moyens réparateurs journellement demandés à l'alimentation aux milieux hygiéniques, ou par de fâcheuses prédispositions héréditaires.

On conçoit que dans de pareilles circonstances, les doses de notre sirop Mytilique, s'adressant une organisation appauvrie, doivent être supérieures à celles que réclament les simples affections de l'appareil respiratoire. L'expérience des premiers jours aura bien tôt renseigné les praticiens sous ce rapport, et leur permettra de proportionner la quantité du médicament actif à la gravité, à l'ancienneté de la maladie, à la force des sujets.

Les préparations mytiliques que, d'après les conseils des médecins, nous avons cru devoir offrir aux malades, sont au nombre de deux, le *sirop* et les *bonbons*.

Le sirop est, sans contredit, celui des deux qui est le plus énergique, soit qu'il s'agisse d'affections catarrhales ou bronchiques, soit qu'il faille remédier à une diathèse scrofuleuse, ou refaire une constitution débilitée ou par trop lymphatique; mais dans beaucoup de circonstances, et surtout dans les maladies des organes respiratoires, on se trouvera bien, dans l'intervalle des moments où sera administré le sirop, de donner au malade, en guise de pâte pectorale, et comme pouvant avantageusement remplacer les pâtes de guimauve et de jujube, médicaments tout à fait inertes, des bonbons mytiliques, conserves de gomme à même base médicamenteuse que le sirop et qui joignent aux avantages des médicaments simplement émollients, les qualités spéciales des substances animales dont il a été question.

Ces bonbons d'un aspect des plus flatteurs, d'une saveur agréable et délicate, sont recherchés, par les enfants surtout, avec une avidité remarquable, et n'obtiennent pas moins d'éloges de la part des personnes adultes, au jugement desquelles nous les avons soumis.

NOTA. M. Foucher a établi le dépôt principal de ses Produits Mytiliques à Paris, chez M. Le Perdriel, pharmacien, rue des Martyrs, 28, qui les tient à la disposition de messieurs les Médecins.

Prix du flacon de sirop... **2** fr. **50** c.
— de la boite de pâte... **1** fr. **50** c.

Imp. de A. Guyot, rue Neuve-des-Mathurins, 18.

www.ingramcontent.com/pod-product-compliance
Lightning Source LLC
Chambersburg PA
CBHW050414210326
41520CB00020B/6597